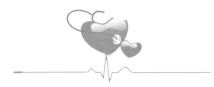

老年心力衰竭患者的
自我管理与教育

党爱民　总主编

王林平　主　编

中国科学技术出版社

·北　京·

图书在版编目（CIP）数据

老年心血管疾病患者的自我管理与教育. 老年心力衰竭患者的自我管理与教育 / 党爱民总主编；王林平主编. -- 北京：中国科学技术出版社，2022.8

ISBN 978-7-5046-9631-1

Ⅰ.①老… Ⅱ.①党… ②王… Ⅲ.①老年病—心脏血管疾病—诊疗 ②老年病—心力衰竭—诊疗 Ⅳ.①R54

中国版本图书馆 CIP 数据核字（2022）第 093960 号

《老年心血管疾病患者的自我管理与教育》编委会

总 主 编 党爱民

副总主编 杨 旭　吕纳强　张 炜

　　　　　　赵 杰

编　　委（按姓氏笔画排序）

　　　　　王 昊　王林平　巩秋红

　　　　　吕纳强　刘晋星　李甲坤

　　　　　杨 旭　张 炜　季胤泽

　　　　　郑黎晖　赵 杰　赵 晟

　　　　　袁建松　顾莹珍　党爱民

《老年心力衰竭患者的自我管理与教育》

主　　编 王林平

目 录
CONTENTS

开 篇 心力衰竭是不治

之症吗 …………………… 1

1. 什么是心力衰竭 ……………… 1

2. 心力衰竭的危害 ……………… 3

3. 未病先防，已病防变

——老年人从关爱自我做起 …… 4

4. 您对疾病知多少 ……………… 6

第一章 认识心力衰竭 …………… 7

1. 心力衰竭的分类 ……………… 7

2. 心力衰竭的病因和诱因 ………… 9

3. 心力衰竭的症状 ……………… 10

4. 心力衰竭的相关检查及评估 …… 14

5. 心力衰竭的分级和分期…………18

6. 慢性心力衰竭的药物治疗………21

7. 慢性心力衰竭的器械治疗………31

第二章　老年心力衰竭合并症的

　　　　管理……………………………33

1. 老化是如何参与老年心力

　衰竭的 ……………………………33

2. 高血压为什么会引起心力

　衰竭……………………………… 35

3. 冠心病是怎样发展为心力

　衰竭的 ……………………………37

4. 心力衰竭合并心律失常如何

　自我管理…………………………39

5. 老年心力衰竭患者常伴的

　其他综合征 ……………………43

第三章　老年心力衰竭患者的

　　　　日常调护…………………………46

1. 每天摄入多少盐………………46

2. 每天可以喝多少水 …………………47

3. 怎样监测体重、出入量…………50

4. 如何保证合理营养的饮食………52

5. 告别烟酒需要自律与家人的
   监督 …………………………………56

6. 体重与血管健康…………………60

7. 如何科学地制定适当的运动量…62

8. 心力衰竭患者有哪些顾虑………69

9. 如何解除心力衰竭患者的顾虑…70

10. 作为家庭成员，如何帮助
    心力衰竭患者克服困难…………71

11. 日常生活中如何预防感染的
    发生 …………………………………72

12. 心力衰竭四季养生各不同……74

13. 外出有哪些注意事项……………79

14. 中医药调护治疗心力衰竭……80

参考文献 ………………………………83

开 篇
心力衰竭是
不治之症吗

1. 什么是心力衰竭

心力衰竭，简称心衰，医学上也称为心功能不全，是指心脏收缩功能或者舒张功能发生障碍，不能将心脏里的血充分排出心脏或不能容纳静脉回到心脏的血液，导致静脉系统血液淤积，动脉系统灌注不足。心力衰竭不是单一的疾病，它是各种心脏疾病发展的终末阶段（图1）。既然如此，我们就要面临死亡了吗？不！只要我们好好管理，

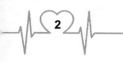

正常心脏　　　　扩张型心肌病的心脏

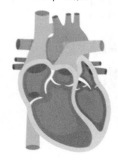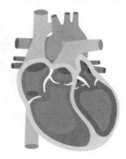

图 1　正常心脏与扩张型心肌病的心脏

它就像高血压、糖尿病一样，可以和我们长期和平共处。

随着生活水平的提高，人们的寿命越来越长，很多老年人患高血压、冠心病、心房颤动等心血管疾病多年，这些都会影响心脏功能。心力衰竭在全球的总体患病率为 1%～2%，发达国家 70 岁及以上人群发病率达 10%。我国流行病学调查显示，中国城乡居民心力衰竭患病率为 0.9%。过去 15 年，我国心力衰竭总患病率增长 44%。加上身体其他脏器功能的衰退，心力衰竭的治疗也变得复杂起来。不要急，我们会在后文告诉您怎样直面心力衰竭的威胁，克服它，控制它。

2. 心力衰竭的危害

1）心力衰竭是一种进展性疾病。随着疾病的发展，临床症状会不断加重，甚至危及生命（图 2）。

2）心力衰竭会直接影响社交活动、限制日常生活，还会带来抑郁、焦虑等负面情绪。

3）心力衰竭会给患者自身、家庭和社会带来严重的经济负担。

4）心力衰竭患者可能需要经常住院，且死亡率很高。

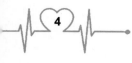

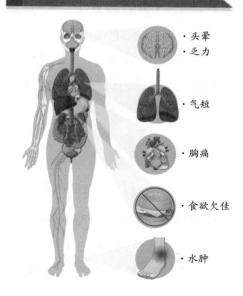

图2 心力衰竭的常见症状

3. 未病先防，已病防变——老年人从关爱自我做起

在大多数人群中，心力衰竭的

发生、发展需要很长的过程。很多人在听说自己患心力衰竭之后都觉得不可思议，仔细回想才发现，原来之前出现过的很多症状、查体出现过的很多异常都提示了心力衰竭的到来。早发现、早诊断、早治疗是心力衰竭治疗的重中之重。对心力衰竭有更多的了解才能够及时发现蛛丝马迹，使终末期心力衰竭到来得更晚一些。

在心力衰竭的防治中，最重要的是预防。严格控制心力衰竭的病因是预防的重中之重。心力衰竭最常见的病因包括高血压、冠心病、瓣膜病等，老年人要尽可能地控制导致心力衰竭加重和急性发作的诱因。

4. 您对疾病知多少

由于慢性心力衰竭病程长，起病隐匿，很多症状容易被忽视，如活动时气短、夜间睡眠中憋醒、进餐后腹胀等症状，很多老年人认为是年龄增长导致的体力下降、肠胃功能减弱，因而忽视这些症状。定期的体格检查、短期的症状加重都提示患者应进行全面详细的心脏检查，以发现早期心力衰竭症状。

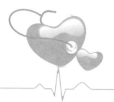

第一章
认识心力衰竭

1. 心力衰竭的分类

心脏每次搏动泵出血液的体积占心脏舒张末期体积的百分比称为射血分数（ejection fraction，EF）。

1）根据左心室射血分数，分为射血分数降低的心力衰竭（HFrEF）、射血分数保留的心力衰竭（HFpEF）和射血分数中间值的心力衰竭（HFmEF）。近期又加入了射血分数改善的心力衰竭（HFimpEF）。

射血分数降低的心力衰竭（HFrEF）：LVEF≤40%。

射血分数保留的心力衰竭（HFpEF）：LVEF≥50%。

射血分数中间值的心力衰竭（HFmEF）：LVEF 41%~49%。

射血分数改善的心力衰竭（HFimpEF）：基线 LVEF≤40% 的心力衰竭，LVEF 较基线增加≥10%，且再次测量 LVEF＞40%。

2）根据心力衰竭发生的时间和速度，分为急性心力衰竭和慢性心力衰竭。多数急性心力衰竭患者经过治疗后会转为慢性心力衰竭，慢性心力衰竭患者因各种诱因也会急性加重为急性心力衰竭。

2. 心力衰竭的病因和诱因

（1）病因

原发心肌损害和异常是引起心力衰竭的最主要病因，除了心血管疾病，一些非心血管疾病也可导致心力衰竭。

常见的导致心力衰竭的原发性心脏疾病有冠心病、心肌梗死、心肌病和病毒性心肌炎等，心脏瓣膜病及结构异常、心律失常等；较少见的原因有药物性心肌损害，特别是使用某些抗肿瘤药物、抗抑郁药物的患者发生心力衰竭的情况逐渐增加；酒精、毒品对心肌有直接损伤作用；糖尿病、甲状腺功能异常等内分泌原因，肥胖，应激性心肌病、心肌淀粉样变性等也可导致心力衰竭的发生。

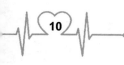

（2）诱因

老年人心力衰竭的诱因非常广泛，常见的有感染、急性心肌缺血、心律失常、血压波动、钠盐摄入过多、输液输血过快和（或）过多、情绪激动及药物（如抑制心肌收缩力的药物和引起水钠潴留的药物）等。

3. 心力衰竭的症状

由于病因和心脏的代偿程度不同，受累患者的症状和体征有很大的个体差异，有些患者的客观检查已存在显著异常，但心力衰竭症状不明显，而有些患者的客观检查仅有轻微改变，但症状已严重影响日常生活。

典型的左心衰竭症状包括活

动时气短乏力、活动耐量下降，甚至静息状态下也有症状发作，如夜间睡眠呼吸困难、端坐呼吸等。

右心衰竭包括下肢水肿、全身水肿、腹胀等。

在生活中，有以下情况者，有可能是心力衰竭早期的预警信号，要尽早关注。

（1）连遛狗的力气都没有了

气短和体力差是两种常见的心力衰竭症状。由于心脏功能减退，流通到肌肉和组织的血液减少，许多患者活动短短几分钟后就会上气不接下气。对于许多心力衰竭患者来说，舒缓的身体运动是有益的，能够加强心脏活力。心脏越强劲，输送越有力。

（2）情绪低落

心力衰竭患者发生抑郁症的概

率是正常人的 2 ~ 3 倍。这主要是因为他们对自身健康的忧虑，担心拖累家人和朋友，终日受到浑身乏力等症状的困扰。建议多与医生交流。研究表明，有规律地做舒缓的身体运动，不仅对心脏好，也会让患者的心态更加积极正向。

（3）鞋不合脚了

脚和脚踝肿胀也是心力衰竭的常见症状。这是由心力衰竭和肾功能减退导致的液体积聚引起的。通常平躺休息一会儿可缓解。对于持续肿胀，或者体重莫名增加，比如 24 小时内增加 1 ~ 2kg，就需要及时就医，查明原因。

（4）睡觉要再加一个枕头

因为肺部有液体积聚，心力衰竭患者躺着的时候会感觉呼吸困难。为了缓解这种情况，建议多加一个枕头，支撑身体到一个相对垂直的位置，这样有助于呼吸并使患者感觉舒适。

（5）难以入睡

高达一半的心力衰竭患者经历着中枢性睡眠呼吸暂停，这种睡眠障碍是因睡眠中大脑无法向呼吸肌发出指令而引发的。这种疾病会打断正常呼吸，阻止大脑供氧，使大脑迅速将患者从深度睡眠唤醒。

（6）在屋里也想戴手套

患者会感到浑身发冷，手脚冰凉。这是他们体内大多数可用的血液都流向了大脑和其他重要器官，末梢血液循环不佳所致。穿上更保暖的衣服、短途行走和有规律地按摩可以促进血液循环。

（7）止不住地咳嗽

心力衰竭常常伴有持续的咳嗽

和气喘，这也是肺部液体积聚的另一个结果。咳喘的加剧通常是心力衰竭加重的表现，也是患者需要及时就医的警示。

4. 心力衰竭的相关检查及评估

（1）心电图

明确心率、心律、各个波形形态、缺血特征。

（2）胸片

胸片可识别和排除肺部疾病或其他引起呼吸困难的疾病，也可提供肺淤血和心脏大小的信息。胸部CT虽然能够提供更多的细节信息，但不能代替胸片进行总体评估。

（3）生物标志物

BNP 或 NT-proBNP 可用于心力衰竭的排除诊断和确诊，也可反映患者的预后；肌钙蛋白可用于急性心力衰竭患者的病因诊断和预后评估；反映心肌纤维化、炎症、氧化应激的标志物可用于心力衰竭的诊断。

（4）实验室检查

血常规、血生化、糖化血红蛋白、甲状腺功能和铁代谢指标等都应该作为首诊心力衰竭患者的检查指标。临床怀疑某些特殊病因导致的心力衰竭，应进行相应的诊断性检查。

（5）超声心动图

经胸超声心动图是评估心脏结构和功能的首选方法，可提供房室容量、心房心室收缩舒张功能、室壁厚度、肺动脉压力和瓣膜功能等重要信息。

（6）心脏磁共振

心脏磁共振是测量左右心室

的容量、质量和射血分数的"金标准"，也是超声心动图的有效补充，还能够通过增强显像明确心肌纤维化的情况。在某些心肌疾病中，磁共振能够很好地显示心肌组织的特征，进行心肌疾病的鉴别诊断。

（7）冠状动脉造影检查

有冠心病危险因素、其他检查提示心肌缺血的患者，有心绞痛或合并室性心律失常、心脏停搏的患者，均应行冠状动脉造影检查明确冠心病。

（8）冠状动脉 CT 检查

对于低、中程度可疑冠心病，运动试验未能给出明确结论的，可以进行冠状动脉 CT 的筛查。

（9）负荷超声心动、负荷核素监测

运动或药物负荷试验在评价心

肌缺血、存活心肌、鉴别呼吸困难等症状的病因方面也有一定的作用。

（10）心肺运动试验

适用于心力衰竭症状稳定在 2 周以上的慢性心力衰竭患者，可用于量化评估患者的运动能力、指导制定运动处方、鉴别不明原因的呼吸困难等。

（11）6 分钟步行试验

用于评估患者的运动耐力。6 分钟步行距离<150m 为重度心力衰竭，150～450m 为中度心力衰竭，>450m 为轻度心力衰竭。可在治疗初始和随访时进行评估。

（12）有创血流动力学检查

用于评估肺动脉高压的程度和可逆性，还可以观察血管活性药物的疗效。

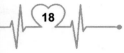

（13）基因检测

对肥厚型心肌病、特发性扩张性心肌病、致心律失常右心室心肌病、心肌致密化不全等疾病，可考虑基因检测。

（14）生活质量评估

对心理健康、躯体健康和社会功能进行多维度评估。

心力衰竭患者应根据自身情况选取上述检查项目，以达到明确病因、制定治疗方案和改善预后的目的。

5. 心力衰竭的分级和分期

患者了解心功能分级，有助于判断自身心功能状态，制订相应的治疗和康复计划。目前国际上通用的慢性心力衰竭分级为美国纽约心脏病协会（New York Heart Association，NYHA）心功能分级，以症状来划分心功能状态（表1）。

表1 纽约心脏病协会心功能分级

分级	症状
I	活动不受限，日常体力活动不引起明显的气促、疲乏或心悸
II	活动轻度受限，休息时无症状，日常活动引起上述症状
III	活动明显受限，休息时无症状，轻微日常活动可引起上述症状
IV	休息时也有症状，任何体力活动都会引起不适，无须静脉给药者，可在室内或床边活动的为IV a级；不能下床并需静脉给药支持者为IV b级

心力衰竭的分期为危险期、临床前期、临床期和终末期（表2）。

表 2 心力衰竭的分期

分期	定义	患病人群	NYHA 心功能分级
A 期（危险期）	心力衰竭高危人群，无心脏结构或功能异常，无心力衰竭症状和（或）体征	高血压、冠心病、糖尿病、肥胖、代谢综合征，使用心脏毒性药物史、酗酒史、风湿热史、心肌病家族史	无
B 期（临床前期）	已发展成器质性心脏病，但从无心力衰竭症状和（或）体征	左心室肥厚、陈旧性心肌梗死、无症状心脏瓣膜病等	I
C 期（临床期）	有器质性心脏病，既往或目前有心力衰竭症状和（或）体征	器质性心脏病伴运动耐量下降（呼吸困难、疲乏）和液体潴留	I ~ IV
D 期（终末期）	器质性心脏病不断进展，虽经积极的内科治疗，休息时仍有症状，且需要特殊干预	因心力衰竭反复住院，且不能安全出院；需要长期静脉用药；等待心脏移植；使用心脏机械辅助装置	IV

6. 慢性心力衰竭的药物治疗

慢性心力衰竭的药物治疗旨在改善临床症状，治疗原发病，去除心力衰竭加重的诱因，预防和逆转心肌重构，减少再住院和降低死亡率。常用的心力衰竭治疗药物有以下几大类。

（1）利尿剂

对于有液体潴留的心力衰竭患者，利尿剂是唯一能够有效消除水钠潴留的药物，改善心力衰竭患者的呼吸困难和水肿等症状。但不适当的大量利尿剂会导致血容量不足、电解质紊乱等风险。利尿剂能够有效改善心力衰竭患者的气短、喘憋和水肿等症状，但不能改善患者预后，故不能单独使用利尿剂作为心力衰竭治疗药物。

常用的利尿剂有呋塞米、氢氯噻嗪、托拉塞米、布美他尼等。托伐普坦为新型排水利尿剂，为血管加压素 V2 受体拮抗剂，对于伴有低血钾的心力衰竭患者具有良好的改善水钠潴留的作用。

（2）肾素－血管紧张素系统抑制剂（表3）

血管紧张素转化酶抑制剂（ACEI）、血管紧张素 Ⅱ 受体拮抗剂（ARB）或血管紧张素受体脑啡肽酶抑制剂（ARNI）如沙库巴曲，能降低部分心力衰竭患者的住院风险和死亡率，改善症状和运动能力，所有射血分数降低的心力衰竭患者都应尽可能服用 ACEI 或 ARB，但曾经发生过血管性神经水肿、肾功能严重受损、低血压伴有症状、妊娠、重度主动脉瓣狭窄、肥厚型梗阻性心肌病的患者禁用或慎用。这类药物应在起始量上逐渐加量直到目标剂量才能达到最佳效果。

目前对于射血分数降低的心力衰竭患者，指南推荐首选沙库巴曲缬沙坦，目标剂量为 200mg，每天 2 次，老年患者应警惕低血压、高钾血症、肾功能恶化等不良反应。

表 3 常用的肾素－血管紧张素系统抑制剂及其剂量[①]

药物	起始剂量	目标剂量
ACEI		
卡托普利	6.25mg，3 次 / 日	50mg，3 次 / 日
依那普利	2.5mg，2 次 / 日	10mg，2 次 / 日
福辛普利	5mg，1 次 / 日	20～30mg，1次 / 日

---

① 中华医学会心血管病学分会心力衰竭学组，等. 中国心力衰竭诊断和治疗指南 2018［J］. 中华心力衰竭和心肌病杂志（中英文），2018，2（4）：30.

（续表）

药物	起始剂量	目标剂量
赖诺普利	5mg，1 次/日	20~30mg，1 次/日
培哚普利	2mg，1 次/日	4~8mg，1 次/日
雷米普利	1.25mg，1 次/日	10mg，1 次/日
贝那普利	2.5mg，1 次/日	10~20mg，1 次/日
ARB		
坎地沙坦	4mg，1 次/日	32mg，1 次/日
缬沙坦	40mg，1 次/日	160mg，2 次/日
氯沙坦	25~50mg，1 次/日	150mg，1 次/日
ARNI		
沙库巴曲缬沙坦	25~100mg，2 次/日	200mg，2 次/日

（3）β受体阻滞剂

射血分数降低的心力衰竭患者长期使用β受体阻滞剂（琥珀酸美托洛尔、比索洛尔、卡维地络）能够改善症状和生活质量，降低住院率和猝死风险。病情相对稳定的射血分数降低的心力衰竭患者如没有禁忌证，均需服用 β 受体阻滞剂。β 受体阻滞剂的使用类似于肾素 – 血管紧张素系统抑制剂，都需要逐渐调整剂量达到目标剂量或患者最大耐受剂量，才能达到改善心力衰竭的最好效果。β 受体阻滞剂的主要不良反应有低血压、心率减慢、加重支气管哮喘等，有心动过缓的患者慎用。

（4）醛固酮受体拮抗剂

对于心功能 Ⅱ ~ Ⅳ 级的射血分数降低的心力衰竭患者，在应用 ACEI/ARB/ARNI 药物的基础上应用醛固酮拮抗剂螺内酯或依普利酮能够降低全因死亡、心血管死亡、猝死和心力衰竭住院风险。同时螺内酯或依普利酮也属于利尿剂，它们对于电解质的影响为保钾排钠，与排钾利尿剂同时使用有助于改善电解质紊乱。

（5）伊伐布雷定

一种控制心率的药物。部分应用了足量的β受体阻滞剂或不能应用β受体阻滞剂，但还需要进一步降低心率的患者，可以使用伊伐布雷定来减慢心率，具体适应证应咨询医生。

（6）洋地黄类药物

在合理应用了上述药物后仍有症状的射血分数降低的心力衰竭患者可以加用洋地黄类药物以改善心力衰竭症状。

肾素－血管紧张素系统抑制剂和β受体阻滞剂也同样是降压药物，在心力衰竭患者中的应用与高血压患者不尽相同。高血压患者应用此类药物是为了控制血压在正常范围，而心力衰竭患者应用此类药物是为了改善临床预后，只要血压、心率能够耐受，应将药物加量至目标剂量或者最大耐受剂量。因为此类药物均会影响血压和心率，初始用量常为半量或常规剂量，需经滴定调整，才能达到更好效果。

（7）钠葡萄糖共转运蛋白2（SGLT-2）抑制剂

如列净类药物，原本作为糖尿病患者的降糖治疗，在近期的一系列临床试验中提示有使射血分数下降患者的死亡风险显著下降、心力衰竭恶化风险显著下降、降低恶化的心力衰竭患者的心源性死亡及因心力衰竭恶化所导致的住院治疗和急诊就诊次数的作用。因此，最新的心力衰竭指南推荐SGLT-2抑制剂成为心力衰竭患者治疗的一线用药，无论是否合并糖尿病。

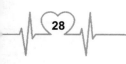

（8）其他药物

1）钙离子拮抗剂如地平类药物，作为常见的降压药物，有改善动脉僵硬度和延长心室充盈时间的作用，适用于老年人的舒张性心力衰竭，但这类药物有可能存在减弱心肌收缩力和减慢心率的作用，收缩功能不全的患者应避免应用。

2）扩血管类药物：常用的扩血管类药物如硝酸异山梨酯、单硝酸异山梨酯和肼苯哒嗪等可通过联合应用调节一氧化氮系统，并改善内皮功能，尤其适合冠心病心力衰竭的患者。但对于部分老年人，血管扩张药物容易引起低血压，影响其他抗心力衰竭药物应用，且联合治疗依从性较差，故不作为老年患者的首选治疗。

3）他汀类药物：主要用于心

力衰竭原发疾病的治疗，如冠状动脉疾病、糖尿病等。也有研究表明，他汀类药物可能会减少心房颤动的发生。

4）心肌细胞能量代谢药物：心肌细胞能量代谢药物对改善患者心力衰竭症状和心脏功能有一定作用。常用药物有曲美他嗪、辅酶Q10、辅酶I、左卡尼汀和磷酸肌酸等。

5）新型可溶性多苷酸环化酶刺激剂维立西呱对改善患者心力衰竭住院和心血管死亡复合终点有作用。

6）中药治疗：标准治疗联合中药治疗可进一步改善心力衰竭患者的心功能，提高患者的运动耐量，并改善生活质量。对于慢性心力衰竭心功能Ⅱ～Ⅳ级的患者，可考虑标准治疗基础上联用芪参益气滴丸等中成药。老年患者存在多病共存现象，易出现多重用药，药物不良反应的发生率升高，采用中西医结合治疗时需特别注意多种药物联用的相互作用及不良反应，中西药联用时应加强临床观察和必要的血药浓度监测。如党参、人参、当归等具有强心作用，与地高辛联用时可影响其血药浓度和心脏毒性；甘草可增强螺内酯的利尿作用；麻黄可减弱 β 受体阻滞剂作用等。应注意的是，中药治疗不能取代能够改善心脏功能以后的西药治疗。

综上所述，能够改善心力衰竭患者预后的药物包括肾素－血管紧张素系统抑制剂、β 受体阻滞剂、醛固酮受体拮抗剂和钠葡萄糖共转运蛋白 2（SGLT-2）抑制剂；能够改善心力衰竭患者症状的药物包括利尿剂、伊伐布雷定和洋地黄类药物。

7. 慢性心力衰竭的器械治疗

（1）机械通气

无创通气不仅可以减轻症状，而且可以降低气管内插管概率，建议尽快给予严重肺水肿合并呼吸衰竭且能配合呼吸机通气患者无创通气。睡眠呼吸暂停综合征对全身脏器都有影响，也会加重心力衰竭，无创呼吸机能够很好地改善睡眠呼吸暂停和低氧血症，应适时应用。

（2）超滤及肾脏替代治疗

适用于利尿剂抵抗的高容量负荷患者。老年急性心力衰竭或顽固性心力衰竭患者应用超滤及肾脏替代疗法，可改善心功能，提高临床治疗效果。

（3）体外反搏疗法

体外反搏疗法使缺血性心脏病

导致的慢性心力衰竭（NYHA 心功能 Ⅱ~Ⅲ级）患者运动能力增强，心功能改善，生活质量明显提高，且老年心力衰竭患者获益更大。

（4）机械循环辅助装置

有适应证的老年心力衰竭患者可安装植入型心律转复除颤器（ICD）。心脏再同步化治疗（CRT）与单独最佳药物治疗方案相比，死亡率和住院率降低 12%。左心室辅助装置（LAVD）成为晚期心力衰竭的治疗方法之一。长时间的辅助只作为心脏移植的过渡，高龄患者应谨慎选用。

器械治疗需咨询专科医生选择治疗方案。

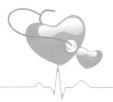

第二章
老年心力衰竭
合并症的管理

1. 老化是如何参与老年心力衰竭的

我国超过 60 岁的老年人口约 2.22 亿，超过 80 岁的高龄老年人占比为 14% 左右。随着年龄增长，血管和心脏自身老化日益明显，主要表现为僵硬度增加和弹性下降。可能与以下因素相关：氧化应激增加、血液中可导致血管收缩的血管紧张素和内皮素水平升高、某些代谢终末产物增加、纤维化增加，肌细胞数量减少、单个肌细胞体积增大，左心室扩张、功能障碍，左心室向心性重构等。

老年人心力衰竭的诊断和治疗有其特殊性，具体如下。

1）症状不典型，更容易发生肺水肿、低氧血症和重要器官灌注不足。

2）以舒张性心力衰竭多见。

3）合并其他心血管疾病比例高，特别是冠心病，发作特点可与心力衰竭发作类似，容易被漏诊。

4）合并全身其他系统疾病比例高，预后不如中青年人群。

5）通过胸片、超声心动图、血液检查确诊心力衰竭的敏感性和特异性降低。

2. 高血压为什么会引起心力衰竭

高血压患者占我国人口的比例超过 20%，高血压患者中心力衰竭的发生率为 28.9%。心力衰竭患者中合并高血压的占 50.9%。很多老年人的高血压病程在十几年甚至几十年。长期和持续的高血压最终导致心力衰竭，包括射血分数保留的心力衰竭（舒张性心力衰竭）和射血分数下降的心力衰竭（收缩性心力衰竭）。早期通常表现为舒张性心力衰竭，如果病情得不到良好控制，晚期或合并其他病因时表现为收缩性心力衰竭。高血压使心脏后负荷增加，心脏需要更强的收缩力才能泵出足够的血液供应全身，长此以往，易造成心肌细胞肥大、心室肥厚，室壁僵硬。虽然收缩功能正常，但舒张功能受限，血液在心脏舒张期不能完全进入左心室，淤积在左心房和肺静脉系统，造成肺淤血，临床表现为活动耐量下降，活动时出现乏力、胸闷、气短，更严重者出现睡眠中憋醒、咳嗽、咳痰、咯血等症状。当心脏长期疲劳不能维持正常的心输出量后，心脏逐渐扩大，发展为收缩性心力衰竭，进入高血压心力衰竭的终末期。合并心力衰竭的高血压患者推荐首选肾素血管紧张素系统拮抗剂，即沙坦类、普利类或沙库巴曲缬沙坦，以及 β 受体阻滞剂药物，血压应控制在 140/90mmHg 以下，如能耐受，血压控制在 130/80mmHg 以下更佳，但高龄患者如不能耐受正常血压，可适当放宽至 150/90mmHg。

3. 冠心病是怎样发展为心力衰竭的

冠状动脉粥样硬化性心脏病，简称冠心病，是由为心肌供血的冠状动脉狭窄或痉挛导致心肌供血不足或中断而引起的心肌缺血。冠心病引起心力衰竭主要有两个表现，一是心肌梗死导致的心力衰竭，二是缺血性心肌病。

冠状动脉血流的突然中断会造成心肌梗死，梗死的心肌缺乏收缩能力，当梗死范围过大，会导致心脏泵血功能不足，造成心力衰竭。当部分心肌受损不能完成收缩功能时，其他部分心肌承担了更多的任务，长此以往，也会造成其他部位心肌损伤，引起心力衰竭的持续恶化。

而冠状动脉慢性狭窄闭塞或血管与心肌交换氧和营养的能力下降，心肌出现营养障碍、心肌萎缩甚至纤维化，导致心肌收缩和舒张能力下降，向外界泵血不足，也造成了心脏的进一步供血障碍。在这样的恶性循环下，逐渐发展成为心力衰竭。这类患者没有明确的心肌梗死病史，但在冠状动脉造影时发现严重的冠状动脉病变或血流减慢，多为合并长时间的糖尿病、吸烟的患者。

这类患者最容易出现的误区是其接受了血运重建治疗后认为血管已开通，改善冠心病预后的治疗能够持续应用，但改善心力衰竭的药物多数擅自停用。殊不知，心力衰竭进程一旦开始，心肌缺血和心肌重构机制被激活，就会造成恶性循环，即使血管已开通，心肌重构仍然没有被完全切断，抗心力衰竭药物应该持续应用，尤其是前壁心肌梗死患者，心功能更易受影响，更易发生心力衰竭。

4. 心力衰竭合并心律失常如何自我管理

由于心力衰竭患者通常都存在心肌细胞病变和心脏结构异常，心脏的电活动不稳定，容易出现各种心律失常。常见的有心房颤动、室性期前收缩、房性期前收缩、窦性心动过速、室性心动过速等。

（1）心房颤动

简称房颤，是心力衰竭最常合并的心律失常之一。心房失去了规律收缩的能力，血液在心房中流动缓慢，形成湍流，造成高血栓风险和心房血液流向心室的障碍。两者常同时存在，相互作用，互为因果。

新发的心力衰竭患者中超过半数合并房颤，在新发的房颤患者中超过 1/3 患有心力衰竭。心力衰竭患者的心室泵血功能降低，导致心房压力升高，久而久之，心房结构发生变化，房性心律失常发生率明显增加。而房颤患者的心房收缩功能基本消失，心室的充盈受限，进一步降低了心脏泵血功能（图 3）。

心力衰竭合并房颤的患者如有

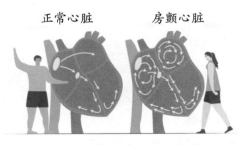

正常心脏　　　　房颤心脏

图 3　正常心脏与房颤心脏

条件，应尽量恢复窦性心律。如没有复律的条件，应控制心室率，以减少运动和静止时的症状为目的，心率应控制在 60 ~ 100 次 / 分。由于老年房颤患者多合并高血压等多种危险因素，根据国际 CHA2DS2-VAS 评分，多需要抗凝治疗预防血栓。

（2）室性期前收缩和室性心动过速

心室的心肌细胞有自律性，在心力衰竭患者中，心脏的电活动不稳定，心肌细胞成为异位兴奋点，频发的早搏造成心肌运动的不协调，从而加重心力衰竭。超过 3 个早搏相连，即成为室性心动过速。室性心动过速对于心功能的影响更严重，甚至造成急性心力衰竭发作。大部分心力衰竭患者都有室性心律失常。

偶发室性期前收缩未致心力衰竭加重者，可以观察，应用β受体阻滞剂可控制室性心律失常的数量，也可减少恶性心律失常发生的概率。

（3）窦性心动过速

由于心脏泵血功能降低，每次的心输出量都不能满足身体的需要，通常经过神经体液的调节，通过增加心率来达到满足心输出量的目的。故心率增快，尤其是窦性心动过速通常反映了心力衰竭患者濒临心力衰竭失代偿的状态，这种情况下不能单纯应用降低心率的药物，而要通过改善心脏功能来达到控制心率的目的。若心动过速不是由心功能不全引起的，应尽可能控制心室率在 60～80 次 / 分，否则会影响心室的充盈。

所有心律失常均需有心电图证

据支持，如果心电图无法捕捉短时间的心律失常，可以使用动态心电图进行监测。常有晕厥发作的患者，如动态心电图在 24 小时内仍然不能监测到心律失常，还可以进行长程心电监测或植入性心电监测。

5. 老年心力衰竭患者常伴的其他综合征

建议在诊断老年心力衰竭的同时，应完成包括老年综合评估的内容，以更好地个性化管理老年心力衰竭。

1）老年生活能力评估：包括基本日常生活活动能力和工具性日常生活活动能力。

2）衰弱。

3）痴呆与认知障碍。推荐认

知障碍评估工具：①简易精神状态评价量表；②简易认知评估量表测试，其优点简单快速（表4）。

表4 简易认知评估量表

检查内容	得分（请在得分上划"○"）
1. 今年是哪一年	1 0
现在是什么季节	1 0
现在是几月份	1 0
今天是几号	1 0
今天是星期几	1 0
2. 我们现在是在哪个城市	1 0
我们现在是在哪个区	1 0
我们现在是在什么街	1 0
现在是在哪个医院	1 0
这里是第几层楼	1 0
3. 告诉你三种东西，我说完后，请你重复一遍 树，钟，汽车（各1分，共3分）	3 2 1 0
4. 100-7=? 连续5次（各1分，共5分）	5 4 3 2 1 0
5. 现在请你说出我刚才让你记住的那些东西（各1分，共3分）	3 2 1 0
6. （出示手表）这个东西叫什么 （出示钢笔）这个东西叫什么	1 0

（续表）

检查内容	得分（请在得分上划"○"）
7. 请你跟我说"大家齐心协力拉紧绳"	1 0
8. 我给您一张纸，请按我说的去做，现在开始："用右手拿着这张纸，用两只手把它对折起来，放在您的左腿上"（每项1分，共3分）	3 2 1 0

4）抑郁：推荐应用老年抑郁量表。

5）营养不良：老年心力衰竭住院患者均应进行营养风险评估，评估工具可用老年简易营养评价法、营养风险筛查。

6）多重用药：对老年心力衰竭患者要定期复审调整用药情况，避免潜在不合理药物。

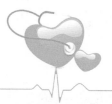

第三章
老年心力衰竭患者的日常调护

1. 每天摄入多少盐

过多的钠盐摄入会保留更多的水分，增加心脏负荷，故国际上大多数心力衰竭防治指南均建议限制钠盐的摄入在 2~3g/d，在《中国心力衰竭诊断和治疗指南 2018》中，建议心力衰竭患者在轻度或稳定期时不主张严格限制钠盐摄入。在心力衰竭急性发作伴有血容量负荷过重的患者，要限制钠盐摄入不超过2g/d。如果治疗中长时间或大量应用噻嗪类利尿剂或袢利尿剂，也会造成钠盐的过度排出，血钠过低会影响利尿效果，这时需要根据血钠浓度适量增加钠盐摄入。西方人群的钠盐主要存在于各种加工食品中，中国人的钠盐摄入主要来源于酱油、咸菜等调味食品。做饭时应用盐勺，能够有效控制食盐摄入，但应警惕加工食品中无形的盐。

2. 每天可以喝多少水

过多的水分摄入会增加心脏负荷。严重心力衰竭患者建议每天摄入1~2L水，而轻度心力衰竭患者严格控制水分摄入并没有明显获益。除喝水外，所有摄入的水分都应计算在入量内。汤、粥、奶、豆浆、水果、蔬菜等都提供了大量的水分，但容易被患者忽略。常见食物含水量见表5。

表5　常用食物含水量表

食物	原料重量（g）	含水量（mL）
米饭	100	71
大米粥	400	340
小米粥	300	255
面条	100	73
馒头	50	22
花卷	50	23
烧饼	60	15
油饼	100	25
豆沙包	50	41
炒面	100	7
鸡汤	200	126
菜包	150	80
水饺	10	5
蛋糕	50	10
饼干	7	0.4
油条	50	12
米线	100	79.4
油菜	100	76.3
千层饼	100	36.4
水煎包	100	53
鹌鹑蛋	100	73
豆腐脑	100	88.1
面汤	100	85
带鱼（炸）	100	40
草鱼（熏）	100	46

（续表）

食物	原料重量（g）	含水量（mL）
烤鱼	100	35
干粉	100	1.3
鼻饲营养餐	100	85
松花蛋	60	40
藕粉	60	39
鸭蛋	60	42
馄饨	100	59
牛奶	250	225
豆浆	250	240
蒸鸡蛋	1个鸡蛋蒸后体积200mL	170
牛肉	100	56
猪肉	100	59
面包	100	27
赤豆汤	300	252
羊肉	100	59
青菜	100	94
大白菜	100	95
冬瓜	100	97
豆腐	100	83
土豆	100	81.5
蒜薹	100	81.8
韭菜	100	92.0
南瓜	100	88.8
胡萝卜	100	87.4
白萝卜	100	94.8
蒸鱼	100	89.3
煮鱼	100	47
小米粥	100	20
红烧鱼	100	55
炒白面	100	19

3. 怎样监测体重、出入量

维持体液平衡，即摄入的液体量与排出的液体量大致相等，或心力衰竭加重时出量大于入量，是减少水肿、改善心功能的重要前提。我们建议患者养成记录出入量的习惯。入量包括能够准确计算的液体食物的总量和输液量、需要估算的入量包括固体食物的一部分（表3）。出量包括能够准确测量的尿量和呕吐物量，需要估算的粪便的含水量（干便、糊状便的含水量大约为70%，稀便的含水量大约为90%）、出汗量和呼吸的含水量。

由于出入量中很多项目不能准确测量，估测时易出现很大误差，监测体重是间接了解出入量的方式，体重的变化先于水肿或呼吸困难等心力衰竭症状出现。每天晨起排空大小便，未进食水，穿着固定服装时测量体重，短期内体重应保持稳定。如果体重增加超过 0.5kg，提示入量大于出量，需要进一步控制入量。在心力衰竭加重期，应更加严格控制入量，保持入量低于出量，以减轻心脏负荷（图 4）。

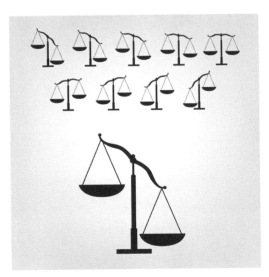

图 4 心力衰竭患者的出入量监测

4. 如何保证合理营养的饮食

合理营养饮食可以促使病情好转，不合理饮食可能造成心力衰竭加重。心力衰竭患者的饮食需要根据病情注意以下要点（图 5）。

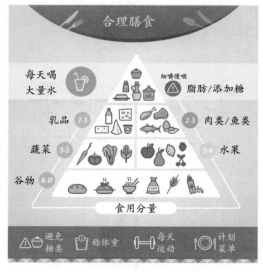

图 5　合理膳食结构金字塔

（1）限制钠盐摄入

心力衰竭患者的水潴留主要继

发于钠潴留，应限制钠盐摄入以预防和减轻水肿，每日盐摄入量<3g，相当于盐勺1.5勺（市面上的盐勺为每勺2g），或酱油10mL。当心力衰竭加重期需要大量使用噻嗪类利尿剂或袢利尿剂时，需增加盐摄入量，预防低钠综合征，摄入量需根据血钠水平进行调节。

（2）限制水的摄入

心力衰竭患者要控制入水量，以减轻心脏负荷。稳定期的心力衰竭患者每日入量在1~2L，心力衰竭加重期需更加严格控制入量，达到出量大于入量，才能够减轻心力衰竭的发作。

（3）限制脂肪摄入

心力衰竭合并高血压、冠心病、糖尿病、肥胖的患者应限制脂肪摄入，按每天40~60g摄入。脂肪不易消化，在胃内停留时间长，可增加消化道负担。

（4）蛋白质摄入

对蛋白质的摄入不必限制过严，按每天 1g/kg 体重，每天 50～70g。以优质蛋白质为宜，但应避免过于油腻高盐。

（5）糖类摄入

每天按 25～50g 供给，宜选用含淀粉及多糖类食物，在胃中停留时间短、易消化、排空快。避免过多蔗糖及点心类，以预防胀气、肥胖和高脂血症。需要控制体重的患者可进行粗细搭配，粗粮可达到一半主食量，高龄消化吸收功能弱的患者不宜过多食用粗粮，长久易造成营养不良。

（6）钾的摄入

心力衰竭患者由于控制入量和

利尿剂的应用，最常见的电解质失衡是低钾血症。严重的低钾血症可造成心律失常、肠麻痹，诱发洋地黄中毒等。应适当增加含钾量较高的食物，如新鲜蔬菜、香蕉、橙子等，必要时加用口服补钾药物。如因肾功能减退，使用补钾利尿剂或口服补钾过量导致高钾血症时，应避免高钾食物的摄入。心力衰竭患者应定期检测血钾水平，使血钾维持在 4.0～5.0mmol/L。

（7）补充维生素

心力衰竭患者胃肠道淤血，加上低钠饮食导致食欲减退，膳食应注意富含多种维生素和微量元素，如多吃绿叶蔬菜、新鲜水果等，必要时可以口服复合维生素补充剂。

总之，心力衰竭患者的饮食应营养丰富，易消化，少油少盐，少食多餐，避免过于油腻和过量水分摄入。

5.告别烟酒需要自律与家人的监督

烟草烟雾中含有 7000 多种化学物质和化合物，吸烟者患各种癌症、心脑血管疾病、呼吸系统疾病及其他致死性疾病的风险显著升高。吸烟是各种心血管疾病的危险因素，戒烟作为改善生活方式的重要内容，是所有患者都应尽可能实现的。

戒烟后身体逐渐出现各种变化，如戒烟 20 分钟，血压会逐渐平稳；戒烟 12 小时，血液中一氧化碳恢复正常；戒烟 2 ~ 3 周，虽然可能出现躯体戒断反应，但味觉的麻木感消失；戒烟 1 个月，咳嗽和气短显著减少，呼吸变得顺畅；戒烟3个月，牙齿和指甲烟斑稍变浅，自身和生活环境中的烟味逐渐消失；戒烟1年，冠心病风险降低50%；戒烟5年，口腔癌、食管癌、喉癌、膀胱癌的风险降低50%。虽然戒烟有这么多获益，但能够成功戒烟的患者并不多，戒烟需要强大的自律性和家人的支持。在戒烟过程中关注以下问题，有助于成功戒烟（图6）。

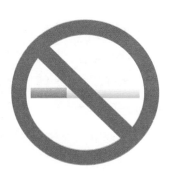

图6　戒烟

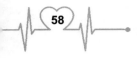

（1）体重问题

戒烟后由于基础代谢率变化，有人用食物来代替吸烟的欲望，体重会在短时间内增加 2 ~ 3kg，此时可增加运动量，控制饮食，用低卡零食代替吸烟。

（2）减少参加聚会

刚开始戒烟的时候要避免受到吸烟的诱惑，直到可以控制烟瘾为止。

（3）扔掉烟灰缸

烟灰缸、打火机、香烟都会对戒烟者产生刺激，应该全部扔掉。

（4）有氧运动、按摩、蒸汽浴

经常运动有助于缓解紧张情绪。

（5）公开戒烟计划

争取得到亲朋好友的监督和支持，在出现烟瘾时帮助转移注意力。

长期大量饮酒会对全身造成不

良影响，尤其对于消化道和心肌、神经系统的影响非常显著，酒精性心肌病在心力衰竭患者中占的比例越来越高，男性每天消耗酒精 80g 以上，持续 5 年就可能引起酒精性心肌病，女性对酒精的毒性更加敏感。酒精是如何影响心脏的呢？

1）酒精及其代谢产物——乙醛和醋酸盐，可直接毒害心肌。

2）缺少某些维生素（维生素 B_1 等）、矿物质（硒等）或者电解质（镁、磷、钾等）会加重酒精对心肌功能的影响。饮酒有利尿作用等原因可致上述物质缺乏。

3）某些加入酒精饮料的特定物质，如铅或钴，也会对心肌产生毒害。

4）心肌细胞是构成心脏的基本单位，具有收缩和舒张的特性。

饮酒会致心肌细胞和心肌间质纤维化，使得心肌收缩和舒张功能减退。

对于酒精引起的心力衰竭，要严格戒酒；对于非酒精引起的心力衰竭，每天的酒精摄入量男性应不超过 25g，女性应不超过 15g。

6. 体重与血管健康

肥胖通常由体质指数（body mass index，BMI）来判断，BMI= 体重（kg）/ 身高（m^2）（表 6）。

表 6　BMI 标准

	WHO 标准	亚洲标准	中国标准	相关疾病发病危险性
偏瘦	<18.5	18.5~22.9	18.5~23.9	低（但其他疾病危险性增加）
正常	18.5~24.9			平均水平
超重	≥25	≥23	≥24	
偏胖	25.0~29.9	23~24.9	24~27.9	增加
肥胖	30.0~34.9	25~29.9	≥28	中度增加
重度肥胖	35.0~39.9	≥30	—	严重增加
极重度肥胖	≥40.0			非常严重增加

年轻时的肥胖程度与老年后心力衰竭正相关。20岁肥胖，心力衰竭风险增加3倍，40岁肥胖，心力衰竭风险增加2倍。肥胖本身会增加血压、血糖和血脂的控制难度，还会增加心脏负荷，久而久之出现心肌肥大、室壁肥厚。肥胖容易发生代谢异常，激活内分泌交感系统，参与炎症反应，这些都对心血管系统有直接的损伤作用。

7. 如何科学地制定适当的运动量

运动康复的适应证为心功能Ⅰ～Ⅲ级的稳定患者。禁忌证包括急性冠状动脉综合征早期、恶性心律失常、高度房室传导阻滞、急性心肌炎、急性心力衰竭、未控制的高血压、严重主动脉瓣狭窄、梗阻性肥厚型心肌病、心内血栓等。

运动处方的制定：运动处方包括运动类型、频率、强度和时间。运动类型又包括有氧运动、抗阻力运动和柔韧性运动。

心力衰竭患者应进行规律的有氧运动，以改善症状，提高活动耐量，如走路、太极拳、慢速骑车等。

有氧运动强度是运动处方的核心，关系到运动的效果和安全性。早期可采取间歇有氧运动，根据患者的能力选择高强度与低强度，高强度间歇有氧运动可在踏车上进行。

评定运动强度可选择参考以下指标：①心率：最大心率 = 220 - 年龄，有氧运动的强度建议为最大心率的 50% ~ 70%，稳定型心绞痛患者的心率可比引起心绞痛症状的心率低 10 次 / 分。② MET：每千克体重，从事 1 分钟活动，消耗 3.5mL 的氧气，其运动强度为 1MET。（MET=3.5mLO$_2$）/（kg·m^{-1}）。患者可以根据自身情况选择合适的 MET 值的运动，常见活动所对应的 MET 值见表 7。③主观感觉：在适宜的强度下，患者感觉舒适或稍有气喘，但呼吸节律规律，可稍急促说出连贯的句子，运动后食欲有所增加，睡眠质量改善，晨起脉搏、心率、血压稳定即为合理的运动强度。如果锻炼后出现的疲劳长时间存在，第二天还不能消除，体重下降过快，表示运动过量，应调整运动量或暂停运动计划。

表7 常见活动的 MET 值

活动内容	MET	活动内容	MET
平地步行	2～5	跑步	7～15
平地慢跑	5.5～9	跳绳	8～12
上楼	5～8	爬山	5～10
下楼	3～5	桌球	2.5
慢速骑车	3.5	保龄球	2～4
中速骑车	6	乒乓球	3～5
开车	2～3	高尔夫球	2～7
看电视	1.2	羽毛球	4～9
绘画（坐位）	1.5	网球	4～9
弹琴	2	排球	3～6
慢舞	3	篮球	3～9
快舞	5.5	足球	5～12
做饭	3	太极拳	4～5
扫地	3.5～4.5	舞蹈	3～7
拖地	4.5～7	韵律体操	3～8
淋浴	3	游泳	4～8
洗衣服	3.5	划船	3～8
洗碗	2	滑冰	5～8

请注意运动时是否有胸痛、胸闷、气短、心悸等不适，如果存在须立即停止运动，必要时与医生联系。有条件的患者建议进行精确的心肺功能评估，以制定与患者体力和心脏功能匹配的个体化定量运动处方。

运动时间最好每次 30～45 分钟，超过 45 分钟时，锻炼效果并不随运动时间延长而显著增加。每周需进行 3～5 次运动，如果不能达到上述理想标准，尽可能多地运动也能获益。

患者经过一段时间有氧运动具有一定运动能力后，可适当加做抗阻力运动。抗阻力运动是肌肉在克服外来阻力时进行的主动运动。阻力的大小以经过用力后能克服阻力完成运动为度。抗阻力运动可以增加肌肉力量、体积和耐力，有助于增加心肺有氧能力和控制体重，还可以增加骨密度，防治骨质疏松，改善精神情绪状态，缓解抑郁情绪。抗阻力训练包括杠铃、卧推、仰卧起坐和深蹲起等。

抗阻力运动的强度以局部肌肉反应为准，而不像有氧运动以心率作为强度指标。每周进行 2～3 次，每次 8～10 种抗阻力运动，每种运动重复 10～15 次。

柔韧性运动包括牵拉某关键肌肉群和肌腱。关键肌肉群牵拉 3～5 次，每次 20～30 秒，可以作为有氧运动和抗阻力运动的补充和放松，心率恢复到高于平时心率 5～10 次 / 分时，患者可结束运动。

患者也可在专业技术人员的指导下进行高强度间歇训练，对心脏重构的改善更为显著，还能够改善内皮功能，体现患者的主观能动性，提高患者的依从性（图7）。

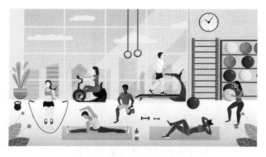

图7 常见运动

运动前要测量脉搏，如果脉搏超过100次/分，则不适合参加活动。适当的热身能够促进血管扩张和更好地适应运动，至少做10分钟的伸展运动、慢走等。不宜在气温过冷或过热时进行运动，需要视线良好，避免伤害。运动后，适当的拉伸能够有效减少运动损

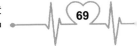

伤。不宜空腹和餐后即刻运动，应循序渐进，量力而行。长久坚持才能达到最佳效果。

越来越多的心脏康复建议不再强调有氧训练是运动的主体，运动训练的组合更有优势。有些患者不能达到标准的运动强度、频率和时间，哪怕一次运动也是有益的。

8. 心力衰竭患者有哪些顾虑

老年人由于社会角色的转变，身体机能下降，尤其得知患心力衰竭之后，会产生特有的心理需求和反应。常见的表现有：①焦虑型。患者常表现为情绪低落、忧愁、联想，对周围事物不感兴趣，自寻烦恼且自卑。②抑郁型。常表现为过于悲观失望、恐惧病情。③失落型。

患者易沉默寡言、情绪低落，凡事无动于衷，有的表现为急躁易怒，难以控制情绪。④恐惧型。对疾病过于担心，心理负担过重，过于忧虑恐惧。以上表现通常复合存在，严重影响患者对疾病的认识和治疗，促进病情发展。

9. 如何解除心力衰竭患者的顾虑

心力衰竭是可防可治的疾病，随着医学进步与发展，心力衰竭领域的新药物和器械不断出现，心力衰竭预后已大大改善。应树立控制病情、长期作战的信心。定期用量表筛查和评估焦虑抑郁状态，保持积极乐观的心态，必要时可使用抗焦虑抑郁药物。

10. 作为家庭成员，如何帮助心力衰竭患者克服困难

充分了解患者的病情和心理状态，心力衰竭的治疗是需要持续终生的，短期可能看不到明显效果，甚至在治疗过程中会出现各种不适或指标改善欠佳的问题，家庭成员应帮助患者树立信心，积极配合治疗，鼓励患者有耐心、有恒心、有信心。监督患者改善生活方式，包括戒烟酒、合理饮食、适量运动、定期复查等。在患者出现心理问题的时候耐心开解，必要时寻求心理医生的帮助。

11.日常生活中如何预防感染的发生

感染是心力衰竭加重的重要诱因，特别是上呼吸道感染。心力衰竭患者活动受限，部分患者长期卧床，易发生误吸和坠积性肺炎等。某些不合理用药，特别是滥用抗生素使得抗感染治疗更加困难。心力衰竭患者免疫力下降，是其易感染的重要原因。住院次数增加，也会导致院内感染机会增加。

由于心力衰竭患者心脏收缩或舒张功能减退，血液不能完全进入体循环，淤积在肺内形成肺淤血。心脏扩大直接压迫气管和食管等纵隔结构可出现胸腔积液，导致肺通气功能障碍。肺部炎症渗出会进一步加重肺淤血，导致心力衰竭加重。

而心力衰竭加重后肺淤血也更难改善，所以感染和心力衰竭互为因果，恶性循环。在一些慢性心功能不全的老年人中，感染的临床症状隐匿，很多患者不出现明显的咳嗽、咳痰、发热等临床症状，而首先出现食欲减退、乏力等全身症状，因机体反应性下降，体温和白细胞也不一定有所反映，这些因素都容易延误诊断，加重病情。

其次容易出现的是消化道感染。心力衰竭患者胃肠道持续淤血，吸收能力降低，对于细菌等微生物的屏障功能受损，同时长期服用阿司匹林等导致胃黏膜损伤的药物，都使得消化道易发生感染。

故心力衰竭患者应根据上述情况做好感染的预防，如合理饮食、适量运动以增加抵抗力，减少坠积性肺炎的发生，换季注意防寒保暖，避免人群聚集，勤洗手消毒，有感冒发热等症状时及时就诊，不要自行使用抗生素、维持干体重，减轻肺淤血和胃肠道淤血等。

12.心力衰竭四季养生各不同

心力衰竭患者的体质较弱，除了就医诊断治疗，日常生活的保养尤其重要。就我国北方来说，冬冷夏热，春秋风大干燥，温度和湿度的变化都会引起心力衰竭患者的病情变化。

（1）春季保健

1）冷热平衡，冷热的变化会影响血管的舒张或收缩，增加形成血栓、血管痉挛的概率，患者要注意防寒保暖，室内气温保持在20℃

左右。运动后及时擦干汗水，更换打湿的衣物，避免风速过大时的室外运动。

2）血压平衡，血压急剧变化是心脑血管意外的重要原因，有些患者的血压随温度变化而出现波动，此时需要更加严密的监测血压，及时调整作息规律和情绪状态，必要时调整降压药物，切忌大喜大悲、大惊大恐、过度兴奋。

3）饮食平衡：饮食要以清淡、均衡、适度为原则，适当摄取动物蛋白质和脂肪，主食宜选择粗细搭配的富含纤维素的食物，多吃新鲜蔬菜水果，保持微量元素的摄入，便秘会加重心脏负担，诱发心脑血管意外，需要尽量避免，切忌暴饮暴食、过量饮酒。

4）春季过敏发生率高，持续

的炎症会导致血管不稳定性增加进而出现心血管意外，要远离过敏原，外出戴口罩，减少过敏风险。

（2）夏季保健

夏季持续高温导致情绪焦躁，睡眠质量下降，气温超过 32℃时，脑血管意外的发生率明显上升。

1）患者应保持乐观的心态、平稳的情绪。

2）充足睡眠、作息规律：每天睡眠 7~8 小时，可午睡 0.5~1 小时。餐后不宜立刻入睡，老年人常出现餐后低血压，高温也可导致周围血管扩张，血压下降，餐后立即入睡易诱发心肌缺血、脑梗死。

3）适量运动，选择外出时间：上午 6:00—10:00 是心脑血管意外多发时间段，每天的运动时间可选择在傍晚，感到炎热难耐时不宜饮用

大量冷饮、吃西瓜解渴降温，易导
致入量急剧增加而使心脏负担过重。

4）注意室内外温差：室内空
调温度不宜过低，比室外温度低
3～5℃为宜。

5）均衡营养，适量补水：饮
食应以清淡为主，注意食品卫生，
消化道感染和炎症有可能诱发急性
心力衰竭发作。出汗量大的时候适
当补充水分和盐，宜少量多次饮水，
避免一次摄入过量水分。

（3）秋季保健

1）严防感冒：秋季温差大，
人体抵抗力下降，气温骤降时极易
感冒。应注意防寒保暖，适当增加
户外活动。

2）控制血压。

3）避免情绪激动。

4）严格控制钠盐摄入：秋季

食欲逐渐恢复，要避免过油、过辣饮食，限制钠盐摄入。不要跟风"贴秋膘"，饮食以清淡为主，少食多餐，减少心脏负担。

（4）冬季保健

1）注意保暖：冬季是心血管病高发季，寒冷常造成血管收缩痉挛，加重心脏负荷、血压升高，应注意添衣保暖。

2）改变外出时间：冬季清晨温度低，空气不够清新，锻炼易着凉，出现呼吸道感染。应在10点以后温度较高时外出锻炼。

3）忌睡醒即刻起床：睡眠刚刚转醒时，体内激素、血压、心率急剧变化，突然起身易出现直立性低血压而摔倒。老年人应睡醒后再卧床数分钟，待适应清醒状态后再起床。

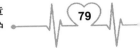

4）忌洗澡时间过长：老年人冬季洗澡频率减少，每次洗澡时间延长且水温较高。过湿的空气中氧气含量减少，可引发意外。洗澡应控制在20分钟以内，最好有家属陪护或坐位洗浴。

*13.*外出有哪些注意事项

（1）外出时间的选择

心力衰竭患者忌气温过高或过低，夏季避开正午炎热时，冬天避开清晨或夜晚气温较低时。

（2）外出应带物品

1）随身药物：应随身携带急救药品，特别是冠心病患者，应随身携带硝酸甘油。

2）应急衣物：避免气温变化时受凉感冒，预防感染。

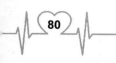

3）饮用水：心力衰竭患者对容量变化的耐受程度较差，尤其是服用利尿剂的患者，出汗较多的时候注意补水，防止血压过低。

4）通信设备：有病情变化时，及时联系家人或急救车。

5）口罩：出入人群密集地区应佩戴口罩，减少呼吸道感染概率。

长时间外出时带足应服用的药物和药物清单，必要时到当地医院或药店补充药品。

14. 中医药调护治疗心力衰竭

在西医正规治疗方案的基础上，中医药在协助改善症状、减轻药物不良反应方面有良好的表现。

慢性心力衰竭，具有中医之"心悸""胸痹""喘证""水肿""痰饮"等多种疾病的病理征象，是全身脏腑功能虚弱和气血津液代谢失调的综合反应。其病因主要是"心阳衰微"。治疗上应辨证施治。

（1）心阳气虚证

心悸，气短，胸闷，神疲乏力，头晕，舌淡苔薄白，脉沉细无力。补阳益气，保元汤加白术、茯苓、远志等。

（2）心肾阳虚证

心悸，面色㿠白，肢冷，口唇青紫，或见腰膝酸软，舌质嫩，苔薄白，脉弱而数。温补心肾。参附汤合金匮肾气丸加减。

（3）阳虚水泛证

心悸气喘，胸闷不适，小便短少，下肢水肿，舌淡胖，苔白滑，脉沉弦。温阳利水。真武汤合苓桂术甘汤加减。

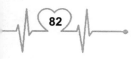

（4）心气阴两虚证

心悸，气短，下肢水肿，心烦失眠，舌质偏红或紫黯少津，脉细数或促。益气滋阴。炙甘草汤加减。

（5）阴阳两虚证

胸闷心悸，难以平卧，下肢水肿，畏寒肢冷，心烦热，喜冷饮，舌质红，少苔，脉细数。温阳滋阴。济生肾气丸合生脉散加减。

（6）气虚血瘀证

心悸气短，胸闷胸痛，神疲乏力，食少腹胀，下肢微肿，舌质淡紫，脉弱而结。补气行瘀。补阳还五汤加减。

患者应注意的是，中医治疗虽然有一定效果，但是需要在西医治疗原发性心血管疾病基础上进行，不能取代生活方式的改善，也不能完全代替西医治疗。

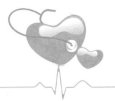

参考文献

[1] 心衰早知道，这 7 大预警信号要警惕![EB/OL].[2022-05-31]. http://wwww.ii77.com/yangsheng/515474.html.

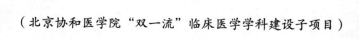
（北京协和医学院"双一流"临床医学学科建设子项目）